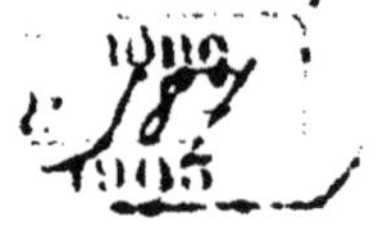

Dr André PATRICOT
Ancien externe des Hôpitaux de Lyon

LA GÉLATINE
COMME MOYEN DE TRAITEMENT
des Diarrhées infantiles

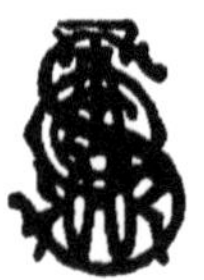

LYON
A. STORCK & Cie, IMPRIMEURS-EDITEURS
8, Rue de la Méditerranée 8

1903

Dr André PATRICOT
Ancien externe des Hôpitaux de Lyon

LA GÉLATINE

COMME MOYEN DE TRAITEMENT

des Diarrhées infantiles

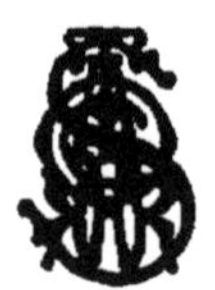

LYON
A. STORCK & Cie, IMPRIMEURS-EDITEURS
8, Rue de la Méditerranée 8

1903

A MON PÈRE

Arrivé au terme de nos études médicales, nous avons, selon l'usage, un devoir à accomplir : celui de remercier nos maîtres qui ont guidé nos pas dans ces études.

Nous avons eu l'honneur d'avoir pour chefs de service M. le professeur M. Pollosson, M. le professeur agrégé Tixier, M. le professeur agrégé Nové-Josserand, M. le Dr Lyonnet, médecin des hôpitaux, et M. le professeur de clinique Weill. Nous sommes heureux d'apporter à ces maîtres l'humble tribut de notre reconnaissance.

M. le professeur Weill a bien voulu nous faire l'honneur d'accepter la présidence de notre thèse, après nous en avoir fourni le sujet. Nous ne saurons jamais assez le remercier pour la bienveillance qu'il ne cessa de nous montrer depuis que nous eûmes l'avantage de passer dans son service un semestre à la Charité. Nous sommes heureux de lui témoigner ici notre reconnaissance.

Nous devons aussi remercier particulièrement M. le Dr Péhu pour l'amabilité très grande avec laquelle il nous a aidé à mener à bonne fin ce travail.

Que M. A. Lumière qui, avec M. le professeur Weill, nous a donné l'idée de notre thèse, veuille bien accepter l'hommage de notre profonde gratitude pour la bonne grâce avec laquelle il a mis à notre disposition ses immenses connaissances dans toutes les branches de la science. Il nous a permis l'accès de ses laboratoires, où nous avons fait toutes nos expériences, qu'il a dirigées et contrôlées; nous ne saurons jamais assez l'en remercier.

M. Chevrotier a bien voulu nous aider au cours de ces expériences de ses conseils d'expérimentateur distingué, nous sommes heureux de lui en témoigner ici notre reconnaissance.

CHAPITRE PREMIER

HISTORIQUE

La gélatine, dont on ne connaît pas encore la définition chimique, a été assez longuement étudiée depuis un siècle. On s'est d'abord préoccupé de ses propriétés alibiles. En l'an X de la première République, Cadet de la Vaux, à une époque où la question était pendante, et guidé par les idées philanthropiques d'alors, fit publier une instruction destinée à répandre parmi le peuple l'usage de la gélatine. On y lisait les assertions suivantes :

Un os est une tablette de bouillon formée par la nature.

Une livre d'os donne autant de bouillon que six livres de viande. Le bouillon d'os, sous le rapport diététique, est préférable au bouillon de viande.

Un étui, un manche à couteau, une douzaine de boutons d'os sont autant de bouillons volés à l'indigence.

Longues furent alors les discussions sur ce sujet ; une grande partie des savants de l'époque y prirent part sans arriver d'ailleurs à une conclusion assise sur des bases solides et la question depuis lors ne fit plus guère l'objet de tournois scientifiques.

Tout récemment la thérapeutique s'empara de la gélatine et en fit des applications assez nombreuses. Ce fut d'abord dans les laboratoires où l'on constata au cours d'expériences de vivisection que les hémorragies provoquées par les plaies faites aux animaux étaient arrêtées par des solutions de gélatine. M. Paul Carnot (Société de biologie, juillet 1896) utilisa ces propriétés pour combattre les hémorragies internes; enfin M. Lancereaux (Lancereaux et Paulesco, Acad. de méd. 22 juin 1897, 11 octobre 1898, 8 novembre 1898) en fit la base du traitement des anévrismes.

En pathologie infantile, on a donné la gélatine en solution dans le mœlena des nouveau-nés. En 1901, Grégor la préconisa dans l'alimentation des enfants atteints de gastro-entérite. Il employa une solution à 20 p. 100, additionnée de 0 gr. 03 de saccharine pour 200 centimètres cubes. Il la donna aux nourrissons sous cette forme et comme nourriture exclusive. Dans ces conditions, les résultats furent les mêmes qu'avec la diète hydrique: diminution de la fièvre, cessation des vomissements, selles moins fréquentes, etc. Mais lorsqu'après trois ou quatre jours Grégor vint à ajouter un peu de lait (20 grammes par repas) il observa un retour de la diarrhée avec traînées sanguinolentes dans les selles qui devenaient plus fréquentes en même temps que la température s'élevait. La diarrhée cessa après qu'on eut cessé de donner du lait; elle ne reprit pas par l'alimentation lactée sans adjonction de gélatine. Dans ces essais il est à remarquer que le poids des enfants ne diminua pas malgré la diarrhée.

Enfin, l'été dernier, nous avons, sous la direction de M. le professeur Weill, étudié les effets de la gélatine dans la gastro-entérite des nourrissons.

MM. Weill et A. Lumière tentèrent pour la première fois au mois d'avril 1902 d'employer ce traitement dans les diarrhées infantiles. L'idée aussi ingénieuse qu'originale qui présida à cet essai fut la suivante :

Parmi les causes qui servent de point de départ aux troubles digestifs chez le nourrisson, il faut considérer comme importante la préparation défectueuse de l'aliment dans l'estomac ; en facilitant la digestion stomacale on prépare à l'intestin un travail plus facile de digestion définitive et enfin d'assimilation. Or, plus la substance à digérer est divisée, plus l'action des sucs digestifs est facile et rapide. Ce qui le prouve, c'est que, en ce qui concerne l'alimentation des enfants par le lait, la digestion et l'assimilation sont d'autant meilleures qu'on donne un lait susceptible de se coaguler en caillots plus petits : rien ne vaut en effet le lait maternel qui dans l'estomac se coagule en caillots pulvérulents.

Ceci établi, MM. Weill et A. Lumière pensèrent à utiliser l'action de la gélatine pour obtenir cette coagulation très fine. Ils assimilèrent la coagulation du lait dans l'estomac à un phénomène de précipitation. Or, on sait que la précipitation des solutions salines dans une substance colloïdale quelconque se fait en grumeaux d'une ténuité extrême, à tel point que lorsqu'on fait un précipité dans la gélatine en solution par exemple, on a une véritable émulsion : les particules qui constituent le précipité sont dans un tel état de division qu'il est impossible de les distinguer à l'œil nu.

Déduisant de ce fait que les choses pourraient se passer identiquement dans l'estomac des enfants : c'est-à-dire que la précipitation de la caséine ou, si l'on veut, la coagulation du lait, pourrait acquérir en présence de la gélatine une finesse, une ténuité capable d'augmenter, de faciliter le pouvoir de digestion de cet estomac, MM. Weill et A. Lumière furent amenés tout naturellement à expérimenter cette action dans le traitement de la gastro-entérite des nourrissons.

Nous allons consigner dans cette thèse les résultats obtenus à la crèche Saint-Ferdinand.

Après un chapitre dans lequel nous indiquerons le mode suivant lequel nous employons la gélatine, nous présenterons quelques observations d'enfants atteints de diarrhée et à qui on a donné ce médicament. Nous terminerons en essayant de donner une explication des faits observés en interprétant un certain nombre d'expériences de laboratoire que nous avons faites dans ce but.

CHAPITRE II

MODE D'EMPLOI

Préparation. — On donne la gélatine en solution dans le sérum artificiel à la dose de 10 p. 100. On formule :

Chlorure de sodium .	7 gr.
Gélatine	100 —
Eau distillée	1.000 —

Après avoir obtenu la solution du sel marin, on la chauffe au bain-marie, puis on y ajoute la quantité de gélatine qu'on choisit très pure. Celle-ci est assez difficile à obtenir, les gélatines du commerce contiennent le plus souvent des sels métalliques, des impuretés provenant de la fabrication. On emploiera donc la gélatine blanche aussi pure que possible.

Dans l'eau, elle gonfle d'abord, puis se dissout. Lorsque la dissolution est complète on filtre sur papier dans un ballon. On coule ensuite cette solution gélatineuse dans des tubes à essai ordinaires de façon à ce chaque tube en contienne 10 c.c.

Ces manipulations doivent se faire sans laisser refroidir car la solution ainsi obtenue se prend en gelée à la température ordinaire. On bouche ensuite chaque tube avec un tampon d'ouate et on stérilise le tout. Pour ce faire, on emploie l'autoclave en portant la température à 110° ou 120° pendant au moins dix minutes. On devra apporter beaucoup de soins à cette opération car, outre que la gélatine constitue un bon milieu de culture, on a signalé dans les gélatines du commerce tirées de peaux d'animaux abattus des spores du bacille de Nicolaïer qui résistent à une température voisine de 80° centigrades.

Cette stérilisation bien conduite, la solution de gélatine demeure indéfiniment utilisable sous forme d'une gelée transparente, adhérente aux parois du tube, partant très facilement transportable.

Mode d'administration. — Chacun de ces tubes contenant 10 centimètres cubes de la solution gélatinée à 10 p. 100, soit 1 gramme de gélatine sèche, constitue une dose de sérum. Donner un tube de sérum à la crèche, c'est donner 1 gramme de gélatine dissoute.

Lorsqu'on veut administrer ce produit à un nourrisson, on ajoute à la quantité de lait qu'il prend dans une tetée, soit environ 100 grammes, le contenu d'un tube. On chauffe les tubes au bain-marie pour liquéfier le sérum qu'on verse dans le biberon au moment de la tetée. Selon les indications, on donne ainsi un ou plusieurs tubes dans les vingt-quatre heures. Dans les cas où la diarrhée est tenace et ne semble pas vouloir céder, on donne autant de tubes que de tetées, on peut même doubler les doses, c'est-à-dire donner chaque fois deux tubes par biberon. La gélatine, inodore et insipide, est très bien prise par les enfants.

Résultats cliniques. — Nous avons donné du sérum gélatiné à un grand nombre d'enfants traités à la crèche de M. le professeur Weill pour gastro-entérite.

Du mois d'avril au mois de décembre 1902 et durant l'été 1903 nous avons recueilli plus de cinquante observations concernant ce mode de traitement. Malheureusement nos investigations ont porté sur de petits malades atteints d'autres infections intercurrentes et chez lesquels on peut dire que la diarrhée ne constituait trop souvent qu'un symptôme témoin d'affections diverses : broncho-pneumonie, abcès cutanés, otites, etc.

Nous n'avons pu de la sorte tirer des conclusions en considérant les tracés thermiques qui auraient pu nous donner des indications précieuses dans les diarrhées essentielles.

En été, ces dernières présentent des formes éminemment infectieuses, les diarrhées vertes par exemple qui, ainsi que nous le montrerons, ne sont guère influencées par notre traitement.

En dehors de ces cas, et étant données les circonstances où nous expérimentions, nous nous sommes attaché surtout à ne considérer que le symptôme diarrhée. L'état général, la température, le poids des enfants traités étant soumis à trop d'influences mor bides pour que nous eussions pu en tenir grand compte dans nos observotions.

De ces observations, il résulte un fait certain, indéniable, c'est l'action de la gélatine sur les selles des nourrissons. Cette action est constante et particulièrement rapide : tel enfant présentant des selles liquides, verdâtres ou franchement vertes, fétides, à qui on administre du sérum gélatiné, présente rapidement une modification de ses selles, qui changent de couleur, deviennent liées, présentent des grumeaux de plus en plus nombreux, jusqu'à constituer des selles jaunes, molles, normales en un mot.

Nous n'avons pas eu l'occasion d'instituer notre traitement chez des enfants allaités par des nourrices : chez eux, en effet, les troubles digestifs, assez rares, cèdent le plus souvent à quelques jours de diète relative.

Nous nous sommes occupé seulement des enfants allaités artificiellement avec du lait de vache, de chèvre ou d'ânesse chez lesquels il est rare de ne pas avoir à intervenir en présence des troubles digestifs que provoque souvent l'allaitement artificiel.

CHAPITRE III

Les observations qui suivent ont été prises parmi celles que nous a communiquées M. le professeur Weill. Nous n'en présenterons qu'une vingtaine car elles sont presque toutes du même type. Les dernières sont celles d'enfants atteints de choléra infantile de forme essentiellement infectieuse et dans lesquels ainsi que nous l'avons dit, le traitement est impuissant. Nous n'avons reproduit que quelques tracés thermiques, résumant la plupart des observations, les premieres seules étant prises textuellement.

OBSERVATION I

Fournie par M. le professeur Weill. — Crèche St-Ferdinand, lit n° 10.

H... Victor, dix mois. Entré le 31 mai 1902, sorti le 23 août 1902.

Diagnostic. — Broncho-pneumonie ; gastro-entérite ; rachitisme ; abcès cutanés.

On amène l'enfant à la crèche parce qu'il tousse et qu'il est un peu oppressé.

Parents bien portants ; pas de fausses couches de la mère ; un autre enfant âgé de trois ans qui se porte très bien. Né à terme ; accouchemnet normal. Nourri au sein par la mère jusqu'à huit mois, puis au lait de vache bouilli. S'est bien porté jusqu'à neuf mois, âge où il contracte la rougeole.

31 mai 1902. — Tousse depuis deux jours ; présente de la dyspnée ; pas de cyanose ; léger tirage sus et sous-sternal ; pas de jeu des ailes du nez ; respiration du type inverse mais d'une façon intermittente.

Aux poumons : à droite, pas de matité ; en arrière, quelques râles à la base ; en avant, quelques râles au sommet. A gauche : matité à la base sans flot ni ballottement ; exagération des vibrations ; souffle ; nombreux râles.

Rien au cœur.

On sent très nettement la rate. Le foie déborde les fausses côtes de deux travers de doigt. Le ventre est gros. On peut introduire la pulpe de l'index dans la fontanelle antérieure ; pas d'autres signes de rachitisme. Urines : pas d'albumine.

9 juin. — Râles sibilants disséminés ; foyer de râles fins à gauche. A la région occipitale pustules et abcès assez nombreux. Un peu de diarrhée. Trois selles liquides par jour. On donne du sérum gélatiné.

15 juin. — Les signes pulmonaires ont en partie disparu à partir du 10. L'enfant a présenté une poussée fébrile coïncidant avec de la diarrhée et quelques vomissements. On donne de la gélatine le 12, l'enfant ayant eu 4 selles liquides dont 1 verdâtre ; le 13, 3 selles jaunes de meilleur aspect ; le 14, les selles ont présenté des grumeaux et le 15 enfin, malgré une température de 38°7, l'enfant a eu 2 selles absolument normales.

26 juin. — Poussée thermique à 40° coïncidant avec l'apparition d'un écoulement par l'oreille gauche. La diarrhée qui était revenue, cède de nouveau à la gélatine.

17 juillet. — Du 4 au 14 juillet, la température sans être fébrile n'a pas été normale ; les selles sous l'influence des tubes ont été normales. Depuis le 14, nouveaux abcès de l'occiput donnant un peu de fièvre ; la diarrhée a repris.

30 juillet. — Depuis le 24 pour éviter le retour de la diarrhée on a donné une dose double de sérum gélatiné soit 2 grammes de gélatine par tetée. L'expérience a été concluante, la diarrhée n'est pas réapparue. De temps en temps l'enfant présentant des selles un peu liquides, on a donné régulièrement du sérum jusqu'au 4 juillet.

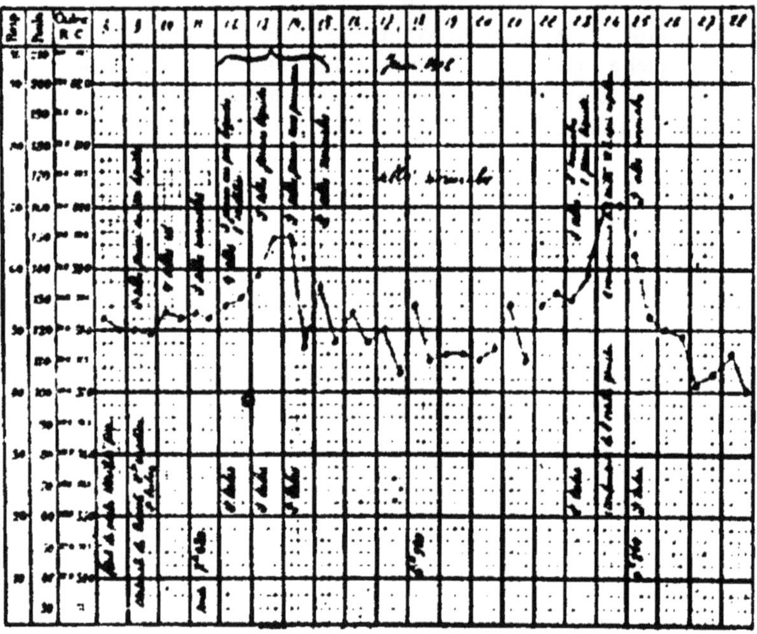

23 août. — La diarrhée a complètement cédé et depuis le 6 juillet la température est devenue normale.

Du 5 au 23 août l'enfant a repris de 880 grammes.

Il sort n'ayant plus de signes pulmonaires ni éruption quelconque.

Dans cette observation l'effet du sérum gélatiné est remarquable ; selles jaune verdâtre liquides, selles jaunes avec grumeaux, selles normales, tel est le cycle que parcourent les selles des enfants soumis à ce traitement. Plus encore que la description, l'aspect des selles est caractéristique : celles-ci changent d'aspect sous les yeux du clinicien. Nous avons recueilli des selles de vingt-quatre heures sur des linges ; après injection de gélatine, la transformation graduelle était des plus évidentes.

En même temps que diminue la diarrhée, il semble que les douleurs intestinales diminuent aussi chez les enfants ; ils sont moins pleurards, moins agités, ce qui leur permet de reposer plus facilement et plus longtemps.

OBSERVATION II

Crèche Saint-Ferdinand, lit n° 13.

T... Lydie-Marie, seize mois. Entrée le 8 août 1902.

Diagnostic. — Diarrhée à poussées successives ; bronchite ; albuminurie ; infections cutanées.

Père atteint de paludisme ; mère bien portante. Dixième enfant dont sept sont morts soit de convulsions, soit de méningite. Trois fausses couches à un mois.

Née à terme ; accouchement normal et facile. L'enfant a été nourrie au sein par sa mère jusqu'à un an ; jamais de biberon. Rougeole à neuf mois avec fortes températures ; pas d'autres maladies.

On amène l'enfant pour une diarrhée survenue il y a quinze jours, devenue fétide il y a huit jours. 5 ou 6 selles par jour jaunes, liquides ; les dernières verdâtres ou franchement vertes et très fétides.

Amaigrissement depuis deux mois. L'enfant est de belle apparence, à chairs flasques, à ventre un peu volumineux ; fontanelles presque fermées.

9 août. — A l'entrée, 5 selles jaunes glaireuses dont 2 verdâtres.

17 août. — Sous l'influence de la gélatine les selles ont pris meilleur aspect, elles sont devenues jaunes avec grumeaux, leur nombre a diminué. Hier et aujourd'hui elles ont été normales.

25 août. — La température a augmenté depuis le 23, elle est ce matin de 39°. Enfant abattue ; teint plombé ; respiration du type inverse.

Aux poumons : quelques râles fins sans souffle. En même temps, la diarrhée réapparait : il y a eu hier 5 selles dont 2 vertes liquides et fétides.

28 août. — Par les tubes bis, c'est-à-dire, par les doubles doses les selles sont rapidement redevenues normales

5 novembre. — Depuis le 15 octobre les selles se sont maintenues à l'état normal. L'enfant sort guérie et reprenant du poids.

Même remarque pour cette observation que pour l'observation I. Les selles ont suivi le même cycle : jaune verdâtre, avec grumeaux et enfin normales. Il est à remarquer que le poids de l'enfant a augmenté d'une façon constante durant la maladie. Elle est entrée à la crèche pesant 6 kilog. 800, à sa sortie son poids était de 7 kilog. 400.

Ce qui frappe lorsqu'on parcourt le tracé thermique n° 2 se rapportant à cette observation c'est le peu d'élévation de la température qui se maintient entre 37° et 38°. C'est dans ces formes de diarrhée peu infectieuse que la gélatine est un agent thérapeutique dont l'action est indiscutable. L'état général se maintient assez bon, l'enfant a bon appétit le plus souvent ; les velléités de reprise de la diarrhée sont vite jugulées et on arrive rapidement à obtenir des selles normales.

OBSERVATION III

Crèche Saint-Ferdinand, lit n° 8.

B... Antoine-Marius, cinq mois, entré le 27 septembre 1902.

Diagnostic. — Diarrhée ; vomissements ; débilité ; inappétence.

Père bien portant, mère également, mais a souffert de ses annexes ; pas de fausses couches ni d'enfants morts. Enfant né à terme ; accouchement normal.

Allaité par sa mère les trois premiers jours ; puis au sein par une nourrice pendant quinze jours ; ensuite au lait de vache bouilli. Pas de convulsions.

On l'amène parce qu'il vomit le lait non caillé de suite après l'ingestion et qu'il a de la diarrhée : 5 à 6 selles par jour constituées par de l'eau et des grumeaux ; selles rarement vertes, plus souvent jaunes.

État actuel. — Chapelet rachitique, légère cyphose dorso-lombaire. Pas de déformation des membres. Enfant criard, agité ; réflexes rotuliens vifs sans trépidation plantaire ni signe de Babinski. Une selle jaune, fétide, blanchâtre ressemblant à de la purée de pomme de terre ; nombreux gaz également fétides ; ventre à tension moyenne ; la rate déborde les fausses côtes de trois travers de doigt pendant les cris ; le foie déborde d'un bon travers de doigt ; pas de muguet ; pas de dents. Fontanelle antérieure énorme, mesurant trois travers de doigt dans tous les sens, animée de battements ; un peu d'érythème des fesses ; érythème de l'occiput avec un point suppuré.

Rien aux poumons ni au cœur.

Urines : pas d'albumine.

5 octobre. — L'enfant tousse un peu : quelques gros râles disséminés dans les deux poumons.

La diarrhée a cédé à la gélatine au bout de trois jours ; l'enfant n'a eu qu'un vomissement le 2 octobre.

22 octobre. — Le 19, petite poussée de diarrhée avec 4 selles jaune verdâtre ; les selles sont redevenues normales après l'ingestion de gélatine.

30 octobre. — Le 26, poussée de température avec reprise de la diarrhée ; vomissements de lait à une certaine distance du moment de la tetée. Ce lait était caillé en grumeaux assez petits et dissociables.

9 novembre. — Selles normales.

13 novembre. — Selles liquides. On donne des tubes ; l'état général est meilleur, l'enfant ne vomit presque plus.

15 décembre. — L'enfant sort de la crèche. Depuis le 24 novembre, l'état général est excellent ; la diarrhée a disparu, l'enfant a bon appétit, prend du poids.

Il faut noter que cette observation, concluante, décrit comme la précédente une forme apyrétique. Il est intérressant de remarquer que les modifications par lesquelles passent les selles suivent la même marche que dans les deux observations précédentes.

OBSERVATION IV

Crèche Saint-Ferdinand lit n° 16.

D... Elise, vingt-deux mois. Entrée le 7 septembre, sortie le 16 octobre 1902.

Diagnostic. — Entérite dysentériforme ; adénopathies multiples.

Parents bien portants ; pas de fausses couches ; un enfant mort à l'âge de six mois de gastro-entérite ; un autre enfant bien portant âgé de quatre ans et celle-ci née à terme à l'Hôtel-Dieu.

Nourrie au sein par sa mère jusqu'à l'âge de six mois ; puis allaitement mixte ; à un an, sevrage ; depuis qu'elle est sevrée, elle mange de tout, boit du vin. Bronchite au mois de mai ; diarrhée par intervalles ; première dent à neuf mois ; rougeole à un an. Pas de convulsions.

On amène l'enfant pour la diarrhée qui date de deux jours : 15 selles grisâtres, liquides. Depuis quatre jours on a remarqué qu'il y avait du sang et des glaires dans les selles qui étaient déjà presque liquides. Vomissements de lait un peu caillé depuis deux jours. Au dire de la mère l'enfant a beaucoup maigri depuis huit jours ; elle est agitée pendant son sommeil.

Etat actuel. — Enfant pâle, d'embonpoint moyen, en somme d'apparence assez satisfaisante ; ventre légèrement étalé et assez facilement dépressible ; on ne sent ni le foie ni la rate. L'enfant a eu des selles glaireuses sanguinolentes depuis son entrée dans le service.

Les attaches du poignet sont assez fortes, celles de la cheville également. Fontanelles fermées ; 4 incisives supérieures, 4 incisives inférieures ; 2 canines ; 2 prémolaires.

Rien aux poumons, rien au cœur. Urines : pas d'albumine.

On donne à l'enfant du lait stérilisé coupé au tiers. Lavages intestinaux toutes les trois heures avec de l'eau salée à 5 p. 1.000.

9 septembre. — L'enfant a eu 8 selles dont 7 liquides, glaireuses et sanguinolentes ; et 1 avec grumeaux et glaires.

On donne 0 gr. 03 de calomel et 0 gr. 05 de poudre d'ipéca à prendre en 5 prises. Ulcérations de la marge de l'anus

11 septembre. — On prescrit de l'eau albumineuse et des lavages intestinaux avec une décoction de racine d'ipéca. 6 selles jaune verdâtre avec grumeaux, 1 liquide avec sang et glaires.

18 septembre. — La diarrhée ne s'améliorant pas, on supprime l'ipéca et les lavages intestinaux et on donne 8 tubes de sérum.

25 septembre. — Depuis qu'on emploie le sérum gélatiné la digestion est meilleure, les selles ne renferment plus de gros grumeaux mais elles sont toujours trop liquides et trop abondantes. L'enfant a beaucoup maigri ; elle ne s'est pas infectée. Les ulcérations de la marge de l'anus ont disparu.

2 octobre. — On supprime aujourd'hui la gélatine pour donner deux gouttes de laudanum : le jour même l'enfant a eu 10 selles jaune verdâtre et acides, le lendemain 8 selles.

5 octobre. — Reprise des tubes : l'enfant a 5 selles jaunes d'assez bon aspect. L'enfant a présenté deux périodes dans sa maladie : la première fébrile qui s'étend jusqu'au 18 septembre signalée par la présence de glaires et parfois de sang dans les selles ; pendant cette période il y a eu un amaigrissement de près d'un kilogramme en dix jours. La deuxième période qui s'étend du début du traitement par la gélatine jusqu'à aujourd'hui est marquée par une température non fébrile et par une amélioration notable dans le nombre et l'aspect des selles.

17 décembre. — L'enfant sort de la crèche emmenée par ses parents. Elle boit davantage qu'auparavant, l'état général est meilleur, le poids augmente mais elle n'est pas encore complètement guérie.

Nous ne reproduisons pas pour cette observation n° IV le tracé thermique qui est du même type que celui des trois premières observations : la température, sauf pendant les quinze premiers jours, est restée irrégulière mais non à proprement parler fébrile.

Il est très curieux de noter la recrudescence de la diarrhée avec dix selles de mauvais aspect, puis huit selles, le lendemain quand on eut cessé pendant ces deux jours le sérum gélatiné pour le remplacer par deux gouttes de laudanum.

Dans cette observation n° IV l'état gastro-intestinal assez alarmant lors de l'entrée à la crèche n'avait pas été influencé par les traitements assez énergiques qu'on avait employés de suite : lavages intestinaux, eau albumineuse, calomel, etc.

OBSERVATION V

Crèche Saint-Ferdinand, lit n° 20.

B... Jean-Antoine, six mois. Entré le 2 août 1902.

Diagnostic. — Gastro-entérite ; abcès cutanés.

Parents bien portants. Accouchement prématuré avec forceps à huit mois. Nourri au sein par sa mère avec de temps en temps du lait de vache stérilisé. Rougeole il y a trois semaines.

On l'amène pour une diarrhée datant de quatre ou cinq jours avec selles jaunes. Depuis ce matin elles sont vertes ; 8 ou 9 selles par jour ; quelques vomissements.

L'enfant parait en très mauvais état, il est maigre et pâle et ne crie pas. Les chairs sont flasques. Le ventre est déprimé.

Rien au cœur, ni aux poumons.

Urines. — Léger disque d'albumine.

27 août. — L'enfant qui vomissait une fois par jour a paru aggravé par les cathéterismes évacuateurs de l'estomac. La diarrhée est constante, néanmoins les selles sont modifiées par la gélatine dont on donne environ 5 ou 6 tubes par jour. Dès qu'on cesse ce traitement elle revient avec plus d'intensité. Rarement les selles sont franchement normales mais elles présentent des grumeaux qui leur donnent un aspect de selles non diarrhéiques.

La température se maintient entre 37° et 38°.

25 septembre. — L'enfant présente plusieurs pustules ou abcès de la région occipitale. Un peu de rougeur des fesses avec vésicules.

19 octobre. — Le malade est emmené par ses parents. On a continué durant son séjour l'emploi du sérum gélatine : les selles sont devenues à peu près normales. Néanmoins l'état général n'est pas bon à la sortie. Le poids a diminué d'une façon constante durant le séjour à la crèche. Depuis un mois environ 3 ou 4 selles par jour.

OBSERVATION VI

Crèche Saint-Ferdinand, lit n° 21.

V... Jean, neuf mois, Entré le 18 août.

Diagnostic. — Diarrhée.

Père inconnu ; mère bien portante ; pas d'autre enfant, ni de fausses couches.

Né à terme ; accouchement normal. Allaité au lait de vache bouilli coupé au tiers avec de l'eau de Vichy. Jamais de maladies. Entré à la crèche parce qu'il vomit et qu'il a la diarrhée verte depuis huit jours environ.

Assez bel enfant, aux chairs encore fermes. Ventre moyen gardant une certaine tension ; on perçoit le foie débordant les fausses côtes de deux travers de doigt. Langue un peu saburrale ; pas de muguet ; pas d'érythème péri-anal, quelques papules seulement disséminées sur les fesses. Pas de dents. La fontanelle antérieure admet la pulpe de deux doigts et est soulevée pendant les efforts d'expiration.

Rien aux poumons, ni au cœur.

Urines. — Léger disque d'albumine.

27 août. — A l'entrée l'enfant a présenté une température au-dessus de 39° pendant deux jours ; celle-ci a baissé graduellement pour arriver à la normale cinq jours après soit le 22 août. Les selles au nombre de 4 en moyenne par jour, grisâtres, liquides et fétides sont devenues rapidement jaunes sous l'influence de la gélatine. Depuis quatre jours elles sont normales ; on cesse la gélatine.

31 août. — Température 38°8 avec retour de la diarrhée. 5 selles liquides dont 2 verdâtres.

11 septembre. — On a donné de la gélatine, les selles depuis quelques jours sont redevenues normales.

L'enfant sort.

OBSERVATION VII

Crèche Saint-Ferdinand, lit n° 22.

Ch... François-Amédée, douze mois. Entré le 26 juin 1902.

Pas d'antécédents héréditaires.

Nourri au sein jusqu'à trois mois ; puis au biberon en nourrice : lait de vache et de chèvre.

Diarrhée et vomissements depuis ce matin : 7 selles jaunes verdâtre avec quelques filets de sang.

27 juin. — 4 selles jaune verdâtre dont une liquide imbibant le linge comme de l'urine. On donne de la gélatine : 3 selles jaunes avec grumeaux.

Le 4 juillet l'enfant a des selles normales.

Il sort le 4 août sans avoir présenté de diarrhée.

OBSERVATION VIII

Crèche Saint Ferdinand, lit n° 19.

R... Albert, dix-sept mois. Entré le 8 septembre 1902.

Pas d'antécédents personnels. Né à terme. Allaitement mixte au sein et au biberon en nourrice. Depuis quatre mois il mange de toute espèce d'aliments et boit du vin coupé.

On l'amène parce qu'il a de la diarrhée depuis deux mois.

A l'entrée. — 4 selles : 2 grisâtres avec grumeaux et glaires, 2 jaunes liquides. On donne de la gélatine : 5, 8 puis 9 tubes.

Le 9 septembre les selles deviennent normales et restent ainsi jusqu'à la sortie de l'enfant deux mois plus tard.

OBSERVATION IX

Crèche Saint-Ferdinand, lit n° 21.

G... Michel, treize mois. Entré le 5 mai 1903.

Parents bien portants. Septième enfant dont quatre sont morts, 2 de la diarrhée.

Nourri au sein par sa mère jusqu'à dix mois ; depuis il mange avec ses parents, boit du vin. Diarrhée verte au mois d'août, qui a duré un mois. Enfant bien constitué. Teint légèrement subictérique.

Auscultation. — Quelques râles de bronchite. Diarrhée : à l'entrée 4 selles blanches liquides.

Le 6 mai. — 5 selles blanches liquides.

Le 7 mai. — On donne 6 tubes : 2 selles blanches.

Le 8 on donne 8 tubes : 4 selles normales.

Les selles sont restées définitivement normales.

Sorti le 26 mai 1903.

OBSERVATION X

Crèche Saint-Ferdinand, lit n° 2.

B... Michel, deux mois. Entré le 23 mai 1903.

Père bien portant ; mère a eu une fausse couche à trois mois.

Nourri au sein par la mère pendant un mois, ensuite au lait de vache bouilli coupé avec de l'eau d'orge.

Diarrhée depuis quatre jours : huit selles par jour. Rien au cœur ni aux poumons ; éruption accusée aux fesses.

Le 23 mai, six selles : une verdâtre, cinq jaunes liquides et acides. On donne trois tubes.

Les jours suivants, la diarrhée n'étant pas améliorée, on donne six, sept, puis huit tubes.

Le 29 mai, les selles deviennent normales. L'enfant sort le 2 juin.

OBSERVATION XI

Crèche Saint-Ferdinand, lit n° 5.

G... Emile, douze mois. Entré le 11 mars 1903. Pas d'antécédents héréditaires.

Nourri au sein jusqu'à dix mois, d'une façon défectueuse, dit la mère. Pas de maladies antérieures. Tousse depuis quinze jours, est légèrement oppressé.

A l'entrée : température, 39°5.

Auscultation : signes de bronchite simple disséminés dans les deux poumons.

L'enfant refuse de prendre du lait ; pas de diarrhée à l'entrée.

14 mars. — Diarrhée : l'enfant a trois selles, deux jaunes liquides, une verdâtre ; on donne deux tubes.

15 mars. — Quatre selles jaunes avec grumeaux : huit tubes.

Les jours suivants, même nombre de selles ; on continue la gélatine. Enfin le 18, l'enfant a des selles normales, constantes depuis. Sorti le 10 avril.

OBSERVATION XII

Crèche Saint-Ferdinand, lit n° 8.

C... Augusta-Maria. Un mois et demi. Entre le 28 juillet 1902.

Parents bien portants. Enfant nourrie au sein par la mère pendant huit jours ; ensuite au biberon avec lait de vache stérilisé coupé avec de l'eau de riz.

On amène l'enfant parce que depuis le 25 juillet, elle vomit et a des selles liquides. Etat actuel : l'enfant n'a pas mauvais aspect ; le ventre présente une certaine tension.

Malgré l'administration d'un tube de sérum gélatiné par biberon, l'enfant a encore eu trois vomissements, mais les selles semblent prendre un peu de consistance en même temps qu'une coloration meilleure.

Le 1er août : une selle normale et deux liquides. On continue la gélatine à raison de 8 grammes par jour.

Le 2 août, selles normales.

Les jours suivants, malgré un petit retour de la diarrhée, les selles restent au nombre de deux ou trois par jour et d'aspect très satisfaisant.

Le 12 août, on cesse la gélatine ; les selles se maintiennent normales jusqu'à la sortie de l'enfant.

OBSERVATION XIII

Crèche Saint-Ferdinand, lit n° 11.

D... Joanny, un an. Entré le 8 juillet 1903.

Parents bien portants. Né à terme ; allaité par la mère

pendant un mois, ensuite en nourrice au lait de vache non stérilisé jusqu'à quatre mois. Depuis au lait stérilisé.

On amène l'enfant parce qu'il dépérit ; il a un appétit vorace mais présente des alternatives de constipation et de diarrhée parfois lientérique.

Enfant maigre et rachitique. Ventre énorme. Après des alternatives de mieux et de pis, la diarrhée a cédé devant la gélatine.Cependant,l'effet a été assez long à se produire. On doit peut-être l'amélioration à l'adjonction de lait d'ânesse au lait de vache qu'on donnait à l'enfant.

Sorti le 25 août, ayant augmenté de 400 grammes.

OBSERVATION XIV

Crèche Saint Ferdinand, lit n° 10.

G... Germaine, quatorze mois. Entrée le 6 mars 1903.

Pas d'antécédents héréditaires. Premier enfant. Né à terme ; nourrie au sein jusqu'à douze mois par une nourrice ; depuis avec des potages, des œufs, du lait.

L'enfant tousse et présente des signes de bronchite légère.

A l'entrée : diarrhée avec cinq selles mastic très fétides ; on donne trois tubes de gélatine.

Le 7 mars, quatre selles, dont deux mastic, deux jaunes liées. On donne neuf tubes.

Le 8 mars, quatre selles jaunes, huit tubes.

Le 9 mars, on donne neuf tubes : l'enfant a deux selles normales.

Les selles se sont maintenues normales jusqu'au 14 ; on a ce jour-là quatre selles jaune verdâtre.

Sous l'influence de la gélatine, les selles s'améliorent ; l'enfant sort le 18, n'ayant eu ce jour-là qu'une selle jaune liée.

OBSERVATION XV

Crèche Saint-Ferdinand, lit n° 8.

D... Emile, trois mois. Entré le 2 mars 1903.

Père bacillaire ; mère atteinte de bronchite chronique. Enfant né à terme ; nourri au sein et au biberon par sa mère. Tousse habituellement ; vomit souvent.

L'enfant est bien conformé ; très léger rachitisme ; petite hernie ombilicale. Rien au cœur, ni aux poumons.

2 mars. — 4 selles jaunes avec grumeaux, on donne de la gélatine.

L'enfant sort le 5 mars, il est ramené par sa mère le 11 avec des selles verdâtres.

12 mars. — 5 selles verdâtres, on donne 8 tubes.

13 mars. — 4 selles dont 1 jaune.

Les jours suivants, les selles présentent une coloration meilleure, on continue l'usage de la gélatine.

Le 22 mars, le malade sort de la crèche présentant des selles normales depuis trois jours.

La plupart des observations recueillies par nous dans la crèche de M. le professeur Weill sont à peu près identiques comme marche et comme résultat aux observations que nous avons présentées plus haut.

Lorsque l'élément infectieux ne domine pas le tableau clinique, le sérum gélatiné donne des résultats très appréciables. Cependant lorsque la température est fébrile, que les symptômes généraux accusent une infection profonde de l'organisme, la gélatine, tout en améliorant les selles, ne peut guérir les malades atteints de gastro-entérite de forme grave. Les quelques observations qui suivent décrivent ces formes.

OBSERVATION XVI

Crèche Saint-Ferdinand, lit n° 6.

M... Ferdinand, neuf mois. Entré le 7 juillet, mort le 16 juillet 1902.

Diagnostic. — Diarrhée.

Parents bien portants ; pas d'antécédents héréditaires. Enfant élevé au sein par sa mère jusqu'à cinq mois ; ensuite : allaitement artificiel au lait de vache stérilisé, coupé avec de l'eau.

Il y a un mois : diarrhée ayant duré trois jours.

Depuis le 30 juin, diarrhée et vomissements : 7 à 8 selles liquides jaune verdâtre par jour.

Etat actuel. — Enfant moyennement gros ; pas de dents ; fontanelle antérieure mesure 3 centimètres dans le sens antéro-postérieur et transversal ; jambes légèrement arquées ; pas de chapelet costal. Langue sèche avec papilles blanches ; pas de muguet, ventre moyen, flasque. On ne sent pas la rate ; le foie déborde d'un travers de doigt.

Un vomissement de lait caillé une demi-heure après l'ingestion ; les 2 premières selles vertes liquides. Après administration des tubes de solution gélatinée, elles ont d'abord pris de la consistance, puis ont présenté une couleur jaune pour être ce matin bien liées et de la couleur des œufs brouillés.

L'enfant présente une double éruption d'ordre différent : l'une à la face et empiétant sur le cuir chevelu se caractérise par une peau rugueuse parsemée de petites papules excoriées pour la plupart, suintant en d'autres endroits notamment dans les sillons rétro-auriculaires, avec ganglions mastoïdiens et angulo-maxillaires gros comme de petites noisettes et mobiles ; l'autre a les attributs d'une éruption d'origine externe sur les fesses.

9 juillet. — Température, 40°5 ; 6 selles jaunes liées avec grumeaux.

10 juillet. — 4 selles normales.

15 juillet. — L'enfant meurt à 6 heures du matin.

Depuis deux jours les selles ont augmenté, la température est restée entre 40° et 41°.

On n'a pas pu faire l'autopsie.

Cette observation confirme ce que nous avons dit plus haut : à savoir le peu de secours qu'on doit attendre de la gélatine dans ces formes graves de diarrhée estivale.

OBSERVATION XVII

Crèche Saint-Ferdinand, lit n° 4.

L... Marcel-Henri, neuf mois. Entré le 24 juillet 1902.

Parents bien portants. Né à terme, accouchement normal. Nourri au sein par la mère pendant un mois et demi, puis au lait de vache non stérilisé. Depuis un mois avec des œufs frais et de la farine lactée.

On amène l'enfant à la crèche parce qu'il a de la diarrhée verte et qu'il vomit tout ce qu'il prend depuis le 16 juillet environ.

Etat actuel. — Enfant pâle avec chairs molles et flasques ; gros ventre sans tension ; éventration sur la ligne médiane où les anses grêles se dessinent et suivent les mouvements du diaphragme. Nouures des poignets et des genoux ; chapelet costal léger.

Le foie et la rate sont gros.

Rien au cœur ni aux poumons.

L'enfant prend de la gélatine depuis son entrée.

13 août. — Malgré l'administration du sérum gélatiné la diarrhée et les vomissements ont continué depuis l'entrée à l'hôpital. Le 5 août, la suppression de la gélatine a été suivie de diminution des vomissements avec tendance à

l'augmentation de la diarrhée avec selles nettement plus nombreuses depuis deux jours. Température, 40° ce matin. L'enfant est pâle, abattu, crie toute la nuit. Il tousse, a un peu de dyspnée. Pas de signes aux poumons.

On redonne de la gélatine, 3, 4 et 8 tubes.

14 août. — Malgré la gélatine et la réduction du lait, la diarrhée a augmenté ; la fièvre se maintient.

19 août. — La diète hydrique, instituée à deux reprises a eu peu d'influence sur la diarrhée. La température dépasse 30° ; l'enfant est très faible. Un peu de tirage sus-sternal.

22 août. — On donne du bouillon de veau, additionné de gélatine que l'enfant supporte bien. Les selles redeviennent normales mais l'enfant dépérit progressivement. Abcès multiples du cuir chevelu, voix éteinte ; dyspnée ; râles sonores sur toute l'étendue du poumon.

26 août. — L'enfant meurt. Sous l'influence du bouillon de veau et de la gélatine les selles sont restées normales jusqu'à la fin.

OBSERVATION XVIII

M... Etienne, six mois. Entré le 3 juin 1902, lit n° 2.

Pas d'antécédents héréditaires. Seul enfant ; nourri au sein par la mère jusqu'à deux mois, puis au lait de vache bouilli, tapioca et brioches. Est sorti de la première crèche où il était en dépôt, il y a huit jours. A commencé à vomir le lendemain et a continué depuis : vomissements de lait caillé un moment après l'ingestion.

Enfant très pâle. Fontanelles soudées. Gros foie, ventre moyen, mais flasque.

Signes de bronchite disséminés dans les deux poumons. L'enfant se tient raide.

Température. 30°. Albuminurie assez abondante.

4 juin. — La température est montée ce matin à 40° ; les membres sont en contracture : les inférieurs en flexion, les

supérieurs presque en croix ; signe de Babinski. On fait une ponction de Quincke qui ramène 4 c. c. de liquide rose ; les contractures diminuent.

Le lendemain de son entrée à la crèche, l'enfant a eu 8 selles liquides. On administre 8 tubes de gélatine : les selles descendent à 3, 4, 2 par jour en subissant de profondes modifications.

Le 10 juin elles deviennent normales.

L'état général devient de plus en plus mauvais.

L'enfant est cyanosé.

Le 25, mort au milieu de phénomènes convulsifs de faible amplitude mais généralisés.

A l'autopsie on trouve les follicules clos hypertrophiés sans ulcérations et quelques ganglions mésentériques gros et pâles.

CHAPITRE IV

ESSAI D'INTERPRÉTATION

En présence de ces résultats cliniques il était intéressant de se demander comment agissait la gélatine dans le tube digestif pour amener cet arrêt de la diarrhée et modifier les selles comme nous l'avons montré dans les pages précédentes.

Nous avons fait quelques expériences pour essayer d'expliquer cette action expériences, que nous allons décrire.

Influence de la gélatine sur la coagulation du lait in vitro.

Expérience I. — Reprenant l'hypothèse première qui avait présidé aux essais du traitement : à savoir que la gélatine agissait dans l'estomac sur la coagulation du lait qu'elle rendait plus fine et partant, la digestion plus facile, nous avons expérimenté cette action *in vitro*.

Pour cela nous avons soumis à l'action de la présure en milieu acide quelques échantillons de lait mélangé à de la gélatine en solution. Voici la marche que nous avons suivie pour expérimenter cette action :

On a introduit dans cinq flacons identiques 100 c.c. de lait de vache stérilisé additionné d'un 1/2 c.c. de présure.

Le premier flacon, pris comme témoin, a reçu 20 c.c. d'eau distillée ;

Le deuxième : 15 c.c. d'eau distillée et 5 c.c. d'une solution de gélatine à 10 p. 100, soit 50 centigr. de gélatine ; le troisième : 10 c.c. d'eau distillée et 10 c.c. de la même solution de gélatine, c'est-à-dire 1 gr. de gélatine ; le quatrième : 5 c.c. d'eau distillée et 15 c.c. de la solution gélatinée, soit 1 gr. 50 de gélatine ;

Le cinquième enfin 20 c.c. de la solution ci-dessus, soit 2 gr. de gélatine sèche.

Ces mélanges agités ont été abandonnés à eux-mêmes à la température de 40° pendant six heures. Ce temps écoulé, on a vidé le contenu des flacons sur des plaques de verre afin d'examiner l'état sous lequel la coagulation s'était effectuée.

On a constaté que le flacon témoin renfermait de gros grumeaux, compacts, difficilement dissociables et que dans les autres flacons la coagulation s'était effectuée sous forme de grumeaux d'autant plus petits et d'autant plus facilement et finement dissociables que la proportion de gélatine était plus forte.

Influence de la gélatine sur la coagulation du lait in vivo.

Expérience II. — L'expérience concluante *in vitro*, nous avons voulu la vérifier *in vivo* et nous nous sommes adressé à des nourrissons âgés de quatre à huit mois à la crèche Saint-Ferdinand.

a) Nous avons d'abord fait ingérer à plusieurs de ces enfants 100 c.c. de lait de vache stérilisé pur. Au bout d'une durée de quinze minutes nous avons retiré un peu du contenu stomacal à l'aide de la sonde et nous avons étalé ce contenu sur des plaques de verre pour mieux détailler les grumeaux formés.

Nous avons recommencé la même opération quarante-cinq minutes après l'injection. Nous avons photographié sur fond noir ces petites masses de lait coagulé pour mieux fixer leur aspect.

b) Le lendemain nous avons donné aux mêmes enfants la même quantité de lait de vache stérilisé en y ajoutant le contenu d'un tube de la solution gélatinée à 10 p. 100, soit 1 gr. de gélatine. Nous avons pratiqué comme précédemment le cathétérisme quinze minutes et quarante-cinq minutes après l'ingestion et nous avons soigneusement examiné le coagulum obtenu que nous avons comparé à celui de la veille.

Nous n'avons pas observé de différence notable dans la coagulation entre le lait ingéré sans gélatine et celui auquel on en avait ajouté.

Nous avons recommencé avec 2 grammes de gélatine pour 100 c. c. de lait, le résultat a été le même et cela durant plusieurs séances faites à plusieurs jours de distance.

Du reste, nous avons pu nous rendre compte en faisant ces expériences que rien n'est moins stable que le caractère de la coagulation du lait dans l'estomac des enfants. Nous avons expérimenté sur des nourrissons de même âge, à peu près de même poids, dont la température était normale : chez aucun d'eux le type de coagulation n'était le lendemain semblable à celui de la veille.

Pour confirmer ce peu d'exactitude dans les résultats, nous avons donné du lait pur pendant plusieurs jours de suite à un même enfant et nous avons examiné tous les jours dans un délai fixe après l'ingestion (quarante-cinq minutes) le contenu stomacal. Nous avons pu noter ainsi qu'il existait des différences notables entre l'aspect des grumeaux de ce lait entre un jour et un autre jour où nous les examinions.

Il en est de même en ce qui concerne l'évacuation de l'estomac, semble-t-il : chez un même enfant il est des jours où l'estomac est évacué très rapidement et où la sonde ne peut rien ramener malgré les soins qu'on apporte au cathétérisme, alors que d'autres jours, après le même nombre de minutes *post cibum*, l'enfant rejette par la sonde un flot de lait à peine coagulé.

Ces essais ont été recommencés à différentes reprises à la crèche et pendant plusieurs semaines.

Les choses ne se passent donc pas tout à fait *in vitro* comme elles se passent *in vivo*. Il ne faut probablement pas accorder à la gélatine ce rôle dans la coagulation du lait qu'on lui avait supposé dans l'hypothèse du début.

Expérience III. — La gélatine n'agissant pas mécaniquement, il était permis de croire qu'elle agissait sur les phénomènes chimiques qui font la digestion. Nous avons fait dans ce sens une série de digestions artificielles en considérant la transformation de l'amidon en glucose sous l'influence de la diastase et de la pancréatine, et cela en présence de quantités croissantes de gélatine.

a) *Digestions diastasiques.* — On a pris huit ballons contenant chacun 76 c. c. d'empois d'amidon à 25 p. 1.000 et 20 c.c. d'une solution de diastase du malt à 2,5 p. 1.000.

Les deux premiers ballons ont reçu chacun 40 c.c. d'eau distillée (ballons témoins).

Le troisième : 36 c.c. d'eau distillée et 4 c.c. d'une solution de gélatine à 25 p. 100, soit 1 gramme de gélatine ;

Le quatrième : 32 c.c. d'eau et 2 grammes de gélatine en solution au même titre que ci-dessus :

Le cinquième : 32 c.c. d'eau et 2 grammes de gélatine en solution au même titre que ci-dessus ;

Le sixième : 20 c.c. d'eau et 5 grammes de gélatine ;

Le septième : 20 c.c. d'eau et 5 grammes de gélatine ;

Le huitième : 40 c.c. de la solution à 25 p. 100, soit 10 grammes de gélatine.

On a porté le tout pendant quarante-huit heures à l'étuve à 38°. Au bout de ce temps on a dosé par la liqueur de Fehling le glucose formé et on a obtenu les chiffres suivants ramenés pour les témoins à 1 de glucose :

Les ballons TT ont donné : glucose 1 :

Le ballon n° 3 a donné 0,807, soit une variation de — 0,293 de glucose.

Les ballons n° 4 et 5 : 0, 122, soit une variation de — 0,631 de glucose :

Les ballons n° 6 et 7 : glucose 0,055, soit une variation de — 0,834 ;

Le ballon n° 8 a donné : glucose : traces.

b) *Digestions pancréatiques.* — Comme pour l'expérience précédente on a pris huit ballons dans lesquels on a introduit 76 c.c. d'empois à 25 p. 100 et 20 c.c. d'une solution de pancréatine à 2,5 p. 100.

Les ballons n° 1 et 2 (ballons témoins) ont reçu chacun 40 c.c. d'eau distillée ;

Le ballon n° 3 ; 36 c.c. d'eau distillée et 4 c.c. d'une solution de gélatine à 25 p. 100, soit 1 gramme de gélatine ;

Le ballon n° 4 : 32 c. c. d'eau et 8 c. c. de la solution ci-dessus, soit 2 gr. de gélatine ;

Le ballon n° 5 : 28 c. c. d'eau et 12 c. c. de la même solution, soit 3 gr. de gélatine ;

Le ballon n° 6 : 20 c. c. d'eau et 20 c. c. de la solution, soit 5 gr. de gélatine ;

Le ballon n° 7 : 12 c. c. d'eau et 7 gr. de gélatine, même solution ;

Le ballon n° 8 : 40 c. c. de la solution gélatinée, soit 10 gr. de gélatine.

Le tout porté à l'étuve à 38° pendant quarante-huit heures, on a obtenu les chiffres suivants de glucose avec les ballons témoins ramenés à 1 de glucose.

Le n° 3 : glucose : 1,260, soit une variation de + 0,260.

Le n° 4 : glucose : 0,775, soit une variation de — 0,225.

Les quatre autres ballons n'ont donné que des traces de glucose.

Ces expériences prouvent que, au moins *in vitro*, la digestion est ralentie par la gélatine à faible dose et tend à ne plus s'effectuer en présence de doses plus considérables.

LA GÉLATINE ET LES PURGATIFS

1° *Action contemporaine.* — Ne pouvant tirer une conclusion en faveur de notre hypothèse devant ces résultats contradictoires, nous avons résolu de nous en tenir à l'action clinique démontrée de la gélatine.

Il nous a paru intéressant de voir comment elle agissait en présence de diarrhées provoquées par des substances purgatives. Nous avons fait dans ce but sur des chiens une série d'expériences très intéressantes et surtout très positives en administrant certaines de ces substances d'abord associées à de la gélatine, puis données avant et après.

Les essais ont été faits avec les purgatifs suivants : sirop de nerprun et eau-de-vie allemande ; sulfate de soude ; calomel.

Expérience I. — *a*) *Purgatif* sans gélatine.

6 février. — Chien de 7 kilog. 800.

A 10 h. 10, ingestion par la sonde introduite dans l'estomac du mélange suivant :

Eau	100 gr.
Sirop de nerprun . . .	10 —
Eau-de-vie allemande. .	5 —

4 h. 30. — Diarrhée abondante.

7 février. — Pendant la nuit du 6 au 7 février, ce chien a présenté une diarrhée intense avec des vomissements ; il n'a pas mangé.

b) *Avec gélatine.*

6 février. — Chien de 6 kilog. 600

10 h. 15, ingestion par sonde du mélange suivant :

Eau	100 gr.
Sirop de nerprun . . .	10 gr.
Eau-de vie allemande .	5 gr.
Gélatine	10 gr.

4 h. 30. — Le chien n'a encore eu aucune selle.

7 février. — Pendant la nuit du 6 au 7 cet animal à eu de la diarrhée, mais beaucoup moins que le chien témoin. Pas de vomissements. Ce chien a mangé comme d'habitude.

Expérience II. — *a*) Sans gélatine.

9 février. — Chien de 7 kilog. 900.

8 h. 45. — Ingestion par la sonde du mélange suivant :

Eau	100 gr.
Sirop de nerprun . . .	10 gr.
Eau-de-vie allemande .	5 gr.

10 février. — Pendant la nuit du 9 au 10, diarrhée très abondante.

b) Avec gélatine.

9 février. — Chien de 8 kilog.

8 h. 45. — Ingestion par la sonde du mélange suivant :

Eau	100 gr.
Sirop de nerprun . . .	10 gr.
Eau-de-vie allemande .	5 gr.
Gélatine	10 gr.

10 février. — Pendant la nuit du 9 au 10, une seule selle molle.

Expérience III. — *a*) Sans gélatine.

11 février. — Chien de 8 kilog. 700.

9 h. 25. — Ingestion par la sonde de 1 gramme par kilog. d'animal de sulfate de soude en dissolution dans 100 c.c. d'eau.

12 février. — Dans la nuit du 11 au 12, diarrhée très abondante.

b) Avec gélatine.

11 février. — Chien de 11 kilog.

9 h. 25. — Ingestion par la sonde de 1 gramme par kilog. d'animal de sulfate de soude en dissolution dans 100 c.c. d'eau, additionné de 10 grammes de gélatine.

12 février. — Rien dans la nuit du 11 au 12 ; une seule selle molle dans la matinée du 12.

Expérience IV. — *a*) Sans gélatine.

12 février. — Chien de 17 kg. 800.

2 h. 25. — Ingestion par la sonde de 0 gr. 50 de calomel en suspension dans 100 c.c. d'eau.

13 février. — L'effet purgatif intense continue pendant la nuit du 12 au 13.

b) Avec gélatine.

12 février. — Chien de 17 kg. 200.

2 h. 25. — Ingestion par la sonde de 0 gr. 50 de calomel en suspension dans 100 c.c. d'eau et gélatine : 10 grammes.

6 heures. — Aucun effet.

13 février. — Dans la nuit du 12 au 13, une seule selle molle.

Ces expériences prouvent que l'effet des purgatifs est considérablement atténué par l'administration simultanée d'une certaine quantité de gélatine.

ACTION DE LA GÉLATINE ET DES PURGATIFS DONNÉS SÉPARÉMENT

Expérience I. — Purgatif seul.

20 février. — Un chien de 8 kg. 500 (chien témoin) reçoit par la sonde 1 gramme de sulfate de soude par kilog. d'animal, à 9 h. 30.

21 février. — Diarrhée très abondante dans la nuit du 20 au 21.

Expérience II. — Purgatif, puis gélatine.

20 février. — Chien de 9 kg. 500.

A 9 h. 30. — On administre par la sonde 1 gramme de sulfate de soude par kilog. d'animal.

A 10 h. 30, on donne 15 grammes de gélatine.

L'effet purgatif a lieu dans la nuit du 20 au 21 comme pour le chien témoin.

Expérience III. — Gélatine, puis purgatif.

24 février. — Chien de 9 kg. 500.

9 heures. — Reçoit par la sonde 15 grammes de gélatine.

A 10 heures, on administre 1 gramme de sulfate de soude par kilog. d'animal.

Pas d'effet purgatif, une seule selle molle dans la nuit du 24 au 25; pas d'effet purgatif le 25.

Expérience IV. — Gélatine, puis purgatif.

25 février. — Chien de 19 kilog.

8 h. 50. — Reçoit par la sonde 15 grammes de gélatine.

9 h. 50. — On donne 1 gramme de sulfate de soude par kilog. d'animal. Aucun effet purgatif.

Expérience V. — Gélatine, puis purgatif deux heures plus tard.

24 février. — Chien de 10 kg. 200.

9 heures. — On donne par la sonde 15 grammes de gélatine.

11 heures. — On administre 1 gramme de sulfate de soude par kilog. d'animal.

Diarrhée dans la nuit du 24 au 25 février.

Expérience VI. — Gélatine, puis purgatif.

25 février. — Chien de 17 kg. 600.

8 h. 55. — On donne par la sonde 15 grammes de gélatine.

10 h. 55. — 1 gramme de sulfate de soude par kilog. d'animal.

Diarrhée abondante dans la soirée.

Cette série d'expériences démontre que l'effet des purgatifs est atténué par la gélatine, mais seulement lorsque celle-ci est administrée avant les purgatifs.

Comment interpréter ces essais très intéressants ? La gélatine doit agir sur les produits toxiques de l'intestin pour amender la diarrhée comme elle agit sur les purgatifs pour en empêcher ou tout au moins en atténuer l'action. Fixe-t-elle ces substances nocives en les neutralisant par le fait et les empêche-t-elle d'irriter la muqueuse intestinale ou protège-t-elle directement cette muqueuse intestinale en formant une sorte d'enduit à sa surface qui empêcherait l'absorption des produits toxiques élaborés ? Tout cela n'est qu'hypothèses difficiles sinon impossibles, pour le moment du moins, à confirmer.

RECHERCHES SUR L'ABSORPTION INTESTINALE APRÈS ADDITION DE GÉLATINE DANS L'ALIMENTATION

Si la gélatine jouait un rôle dans l'absorption des substances contenues dans l'intestin, cette action s'exercerait, semble-t-il, aussi bien pour les produits utiles que pour les produits nocifs.

En ajoutant de la gélatine aux aliments on empêcherait alors ou on diminuerait tout au moins l'absorption d'une certaine quantité de ces aliments par l'intestin. Or les selles dans ce cas accuseraient ce défaut d'assimilation en même temps que le poids du corps diminuerait.

Il n'en est rien, l'expérience suivante le prouve :

Nous avons mis deux chiens au régime pendant quarante jours, après avoir constaté que leur poids était fixe, et nous leur avons donné pendant vingt jours de la gélatine.

Les résultats sont les suivants :

Chien n° I

21 janvier 1902. — Mis au régime 3 kilog. 400 de soupe par jour.

Poids : 25 kilog.

3 février. — Même quantité de soupe. Poids : 29 kilog. 900.

13 février. — 25 kilog.

25 février. — 25 kilog. 700.

26 février. — On ajoute à la soupe 68 grammes de gélatine par jour et on continue ainsi jusqu'au 18 mars soit 20 jours.

Le 10 mars. — Même quantité de gélatine. Poids : 25 kilog. 500.

Le 18 mars. — Poids : 26 kilog.

Le chien n'a pas maigri, son état général a été excellent tant qu'a duré l'expérience.

Chien n° II

20 janvier. — Même régime, c'est-à-dire, 3 kilog. 400 de soupe ; poids : 22 kilog.

3 février. — Poids ; 21 kilog. 400.

13 février. — Poids : 21 kilog.

20 février. — Poids : 21 kilog. 700.

25 février. — Poids : 20 kilog. 900 ; on ajoute depuis ce jour à la soupe 68 grammes de gélatine sèche. A la fin de l'expérience, le 18 mars, le chien pesait 21 kilog. 200. Il n'avait donc pas maigri.

Il faut noter que pendant les vingt jours où ces chiens ont absorbé 68 grammes de gélatine sèche par jour, leur appétit s'est maintenu excellent, ils se jetaient sur leur soupe avec gloutonnerie. Ceci est à rappeler car on a signalé nombre de fois le dégoût des animaux lorsqu'on ajoutait d'une façon suivie de la gélatine à leurs aliments. De même ils n'ont jamais présenté de diarrhée, symptôme qu'on signale toujours dans les expériences faites sur les qualités diététiques de la gélatine. Cela tient très probablement à la qualité de la gélatine employée ; la gélatine du commerce étant toujours impure comme nous l'avons déjà dit, il est très difficile de se procurer cette substance à l'état de pureté. On réunit sous le nom de gélatine des produits probablement assez différents, en tout cas qui ont une origine bien différente, des propriétés physiques et chimiques différentes aussi et, peut-on conclure, des propriétés physiologiques différentes également.

En faisant rigoureusement le dosage quotidien des éléments de l'urine chez les chiens ci-dessus nous avons constaté que la quantité d'urée éliminée par jour augmentait dans des proportions notables avec l'administration de la gélatine.

Nous avons pris la quantité moyenne d'urée éliminée tous les jours pendant vingt jours sans gélatine, cette quantité est de 6 gr. 47 par jour ; par l'adjonction de la gélatine à la ration des chiens l'urée monte à 13 gr. 38 par jour.

Il ne nous appartient pas de tirer des conclusions de ce fait qui nous a paru cependant intéressant à noter.

Le poids des animaux ne change donc pas lorsqu'on remplace une partie de leurs aliments par un poids égal de gélatine. Il faut probablement en déduire que l'absorption au niveau de l'intestin n'est pas modifiée.

Comment expliquer alors cette action de la gélatine comme modificateur des selles ?

Les quelques expériences ci-dessus ne nous permettent pas de conclure en faveur des différentes interprétations que nous avons envisagées durant notre travail.

Nous n'interpréterons donc ni les résultats cliniques ni les résultats expérimentaux, nous bornant simplement à constater dans nos conclusions l'action des solutions gélatinées sur la diarrhée des nourrissons.

CONCLUSIONS

I. — Dans le traitement des entérites infantiles, nous avons obtenu des résultats satisfaisants grâce à l'emploi d'un agent proposé par M. le professeur Weill et M. A. Lumière : administration de gélatine, chimiquement pure, stérilisée, en solution à 10 p. 100 et incorporée au biberon. Les doses employées varient de 4 à 12 grammes par jour ; on peut utiliser d'emblée les doses fortes. Cette médication, bien acceptée par le nourrisson, est d'ailleurs inoffensive.

II. — Le traitement est efficace dans les entérites simples, caractérisées par de la diarrhée sans infection générale. Les modifications quantitatives et qualitatives des selles sont rapides et notables. On obtient aussi des changements des selles dans les cas de toxi-infection digestive sans toutefois que l'on puisse compter sur une amélioration de l'état général. La médication échoue si on est en présence d'une entérite cholériforme ou d'un choléra infantile confirmé.

III. — Le traitement par la gélatine nous a paru supérieur comme efficacité aux autres remèdes employés jusqu'ici.

IV. — Le mécanisme précis de l'action de la gélatine n'a pu encore être déterminé.

LYON
IMPRIMERIE A. STORCK ET Cie
Rue de la Méditerranée, 8

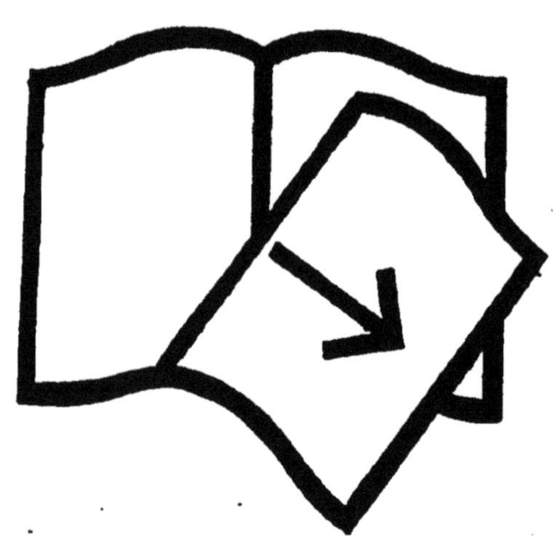

www.ingramcontent.com/pod-product-compliance
Ingram Content Group UK Ltd.
Pitfield, Milton Keynes, MK11 3LW, UK
UKHW021142230726
13926UKWH00002B/892